DE L'AUGMENTATION
DE LA
CAPACITÉ RESPIRATOIRE
VITALE
PAR LE
TRAITEMENT AUX EAUX
DU
MONT-DORE

PAR

LE DOCTEUR J. NICOLAS

MÉDECIN-CONSULTANT AU MONT-DORE

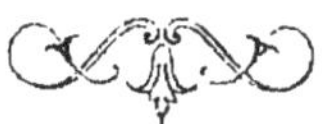

PARIS

OCTAVE DOIN, LIBRAIRE-ÉDITEUR

1889

DE L'AUGMENTATION

DE LA

CAPACITÉ RESPIRATOIRE VITALE

PAR LE TRAITEMENT

AUX EAUX DU MONT-DORE

DE L'AUGMENTATION

DE LA

CAPACITÉ RESPIRATOIRE

VITALE

PAR LE

TRAITEMENT AUX EAUX

DU

MONT-DORE

PAR

LE DOCTEUR J. NICOLAS

MÉDECIN-CONSULTANT AU MONT-DORE

PARIS

OCTAVE DOIN, LIBRAIRE-ÉDITEUR

1889

DE L'AUGMENTATION

DE LA

CAPACITÉ RESPIRATOIRE VITALE

PAR LE TRAITEMENT

AUX EAUX DU MONT-DORE

En 1846, un médecin anglais, John Hutchinson, publia ses recherches sur les phénomènes mécaniques de la respiration (1). S'étant appliqué à mesurer le volume d'air introduit dans la poitrine par sa plus grande dilatation, et l'ayant trouvé constant chez le même sujet à l'état sain, il lui donna le nom de *capacité vitale respiratoire* (2), et il proposa les variations de ce volume d'air, comme un nouveau moyen de diagnostic dans les maladies de poitrine.

---

(1) Analysées dans les Archives générales de médecine 1847 et 1856, vol. I.

(2) Les mots *capacité vitale, capacité respiratoire, capacité pulmonaire* sont employés comme synonymes.

Il montra que cette capacité, dans les conditions de libre jeu de la respiration, variait un peu avec le sexe, mais principalement avec la stature, et sur de nombreuses observations il établit la loi de proportionnalité entre elle et la taille.

La capacité pulmonaire correspond au volume d'air rendu par une expiration forcée après une inspiration poussée à ses dernières limites. On la mesure à l'aide d'un instrument nommé spiromètre dont la forme la plus commune est celle d'une poche à soufflet que dilate l'entrée de l'air.

La méthode de Hutchinson, très employée en Allemagne et en Angleterre, ne rencontra pas en France la même faveur. Le spiromètre n'entra pas dans l'usage journalier des médecins, et n'a jamais été considéré chez nous que comme un instrument de laboratoire. Il a cependant, on ne peut le nier, rendu quelques services.

Ce nouveau procédé d'investigation de la poitrine permit de calculer la diminution que les affections pulmonaires amènent dans le champ respiratoire, diminution dont les malades se rendent compte en disant qu'ils ont « l'haleine courte ».

Dans la première période de la tuberculose pulmonaire, la capacité vitale, d'après les travaux de Hutchinson, s'abaisse d'un tiers au-dessous de la normale, et de deux tiers dans la seconde période. Wintrich arriva dans ses expériences à des résultats analogues pour cette maladie, et il fixa l'affaiblissement de la capacité respiratoire pour l'emphysème de 20 à 60 % et de 10 à 20 % pour le catarrhe bronchique.

Cette diminution s'explique dans l'emphysème par l'extrême distension subie par le paroi d'un certain nombre de vésicules pulmonaires. L'élasticité qui leur est propre n'existe plus ; aussi les mouvements respiratoires n'exercent-elles sur elles aucune expansion dans l'inspiration, aucun retrait dans l'expiration.

Pour le catarrhe pulmonaire, la diminution de la capacité respiratoire tient à la fois à l'emphysème qui l'accompagne lorsqu'il est invétéré, et à l'obstruction de quelques-unes des dernières ramifications bronchiques et des vésicules par l'exsudat muco-purulent. Les crachats moulés sur les bronches que rendent fréquemment ces malades à leur réveil témoignent assez de la justesse de cette explication. Dans la bronchite chronique l'étendue du champ respiratoire est donc moindre, ce qui a permis à M. le professeur Peter, d'expliquer par *l'inanitiation respiratoire* la tuberculisation consécutive à cette affection, au lieu d'y voir comme Broussais une propagation du « processus irritatif » (1).

(1) PETER. *Leçons de Clinique médicale.* T. II, p. 50.

De même le poumon atteint de tuberculose présente des parties impropres à l'exercice de la respiration. Ce sont d'abord les lobules infiltrés de matière tuberculeuse, puis ceux qui sont sains mais comprimés par les lobules malades augmentés de volume : ils ne se dilatent plus lors des mouvements d'inspiration, et de ce fait le volume d'air expiré, c'est-à-dire la capacité vitale, est nécessairement diminué. Enfin dans certains lobules la congestion périphymique détermine du catarrhe à la surface de la muqueuse ; ailleurs elle provoque des lésions de pneumonie catarrhale, dans des proportions parfois étendues ; ce sont autant de points où l'air ne pénétrera plus en aussi grande quantité. — Lorsque des cavernes se produisent, si elles augmentent la capacité réelle des poumons, elles n'augmentent nullement, elles diminuent même la capacité respiratoire, car l'air qu'elles contiennent n'est pas soumis au renouvellement à chaque ampliation de la cage thoracique.

Si l'insuffisance de l'alimentation aérienne est capable, comme l'a démontré M. le professeur Peter, de vicier assez la nutrition pour produire la tuberculisation chez des bronchitiques dont la capacité respiratoire est abaissée seulement de 10 à 20 %, à plus forte raison, la diminution bien plus marquée de cette capacité (20 à 60 et même 80 %) chez le tuberculeux est pour lui une cause chaque jour plus grande de déchéance organique.

Lutter contre cet affaiblissement de la puissance respiratoire, c'est attaquer la tuberculose à la fois dans son effet et dans sa cause. Augmenter la capacité pulmonaire chez les malades atteints de cette affection ou chez les individus qui y sont prédiposés, c'est augmenter leur vie. Hutchinson voulait certainement exprimer en un mot toute l'importance qu'il attachait à la capacité respiratoire quand il lui donnait le nom de « vitale ».

En dehors des autres bénéfices qu'ils retirent de l'emploi des eaux minérales, les malades envoyés au Mont-Dore y gagnent une augmentation de leur capacité pulmonaire. J'avais été amené à le présumer par la lecture de différents ouvrages qui traitent des climats d'altitude. notamment de la notice que le docteur Vacher a consacrée à Davos, et dans laquelle il établit un parallèle entre cette station et le Mont-Dore (1), Mais j'ai tenu à m'en assurer en mesurant au spiromètre un certain nombre de malades appartenant soit à ma clientèle privée, soit à l'Hôpital thermal du Mont-Dore, dont M. Richelot, médecin-inspecteur, avait bien voulu, je l'en remercie ici, me confier le service.

(1) *Le Mont-Dore et Davos.* Etude médicale et climatologique sur les cures d'air dans la phtisie pulmonaire, 1875.

Les expériences ont été faites dans toutes les conditions de régularité indiquées par Hutchinson ; je vais les passer en revue.

L'instrument dont je me suis servi est le spiromètre construit par M. Galante. Il est constitué par une poche de caoutchouc plissée en soufflet : à sa base s'adapte un tuyau, terminé par une embouchure ; à son sommet est attaché un fil qui s'enroule sur la gorge d'une poulie, et soutient, à son autre extrémité, un poids destiné à faire équilibre à la poche à tous ses degrés de dilatation. Une aiguille suit le mouvement de la poulie et indique sur un cadran gradué en centimètres cubes le volume d'air introduit dans l'appareil.

Pour exécuter les manœuvres d'inspiration et d'expiration, le malade était dans la station verticale, position qui a été reconnue la plus favorable à la liberté des mouvements respiratoires, et à jeun, car la réplétion de l'estomac après le repas, la distension de l'abdomen par les gaz intestinaux pendant la digestion, auraient pu gêner la contraction du diaphragme et nuire à l'amplitude des inspirations.

Quelques malades n'ont pas l'intelligence suffisante pour se rendre compte immédiatement de ce qui leur est demandé dans ces expériences ; à tous il faut une certaine habileté, qui ne s'acquiert que par l'exercice, pour donner correctement leur capacité respiratoire ; aussi est-ce seulement après plusieurs essais faits par eux, que j'ai pris soin de consigner les chiffres fournis par le spiromètre.

Le malade, debout, emplissait d'air sa poitrine par une inspiration aussi profonde que possible, puis appliquant sa bouche à l'orifice de l'instrument, il expirait de toutes ses forces. La quantité d'air rendue était aussitôt indiquée par l'aiguille du spiromètre et notée avec soin. On pourrait croire que dans cette manœuvre d'expiration une partie de l'air sort par les narines; c'est là une erreur qu'a dissipée M. Smester (1), en démontrant que l'expiration simultanée par le nez et par la bouche est physiologiquement et anatomiquement impossible.

Après expulsion de l'air du spiromètre, l'aiguille étant ramenée à zéro, la même opération était répétée quatre fois de suite. La moyenne des chiffres obtenus établissait la capacité vitale.

Avant de laisser le sujet en expérience souffler dans le spiromètre, je lui faisais pratiquer, sans en tenir compte, une inspiration et une expiration profondes, car j'avais remarqué que, sans cette précaution, la première manœuvre indiquait toujours une capacité vitale inférieure d'environ

(1) Académie de Médecine. 13 septembre 1881.

50 centimètres cubes à celle que je constatais à chacune des manœuvres suivantes. Pour arriver à son summum de puissance, l'ampliation pulmonaire a besoin d'entraînement ; mais si elle est répétée plus de quatre fois de suite avec efforts, la fatigue qu'ils provoquent la fait baisser d'une façon sensible.

Mes observations ont porté sur des malades affectés soit de bronchite chronique, soit de tuberculose pulmonaire. Je commence par ceux-ci :

Observation I. — M. M***, des environs de Lyon, âgé de 21 ans, a eu une pleurésie à droite en 1879, et en 1881 deux hémoptysies très abondantes. Depuis, amaigrissement, anorexie, sueurs nocturnes, toux. Il vient au Mont-Dore le 6 juillet 1882. — La percussion fait constater de la submatité au sommet du poumon droit, dans la fosse sus-épineuse et sous la clavicule ; à l'auscultation on entend à ce niveau des craquements humides. Du côté gauche l'expiration est prolongée.

L'examen au spiromètre pratiqué le 9 juillet, trois jours après son arrivée, fixe sa capacité vitale à 2,430 centimètres cubes. La taille de M. M*** étant de 1m 66, d'après les tables de Hutchinson, sa capacité respiratoire devrait être de 3,650 centimètres ; elle se trouve, par conséquent, inférieure d'un tiers au chiffre normal. — Le 26 juillet, veille de son départ, le malade est examiné de nouveau. Sa capacité pulmonaire est représentée alors par 2,630 centimètres cubes. — En 18 jours le malade a donc gagné 200 centimètres cubes de capacité. En même temps la toux a diminué, l'appétit a notablement augmenté, les sueurs sont devenues moins abondantes et moins fréquentes.

Observation II. — M. l'abbé M***, 38 ans, est envoyé au Mont-Dore le 19 juillet 1882, par mon frère, médecin à Vichy, auquel il s'était adressé comme diabétique. M. l'abbé M*** a éprouvé les premiers symptômes du diabète sucré au cours de l'année 1881. Depuis il n'a cessé de maigrir malgré la polyphagie. En janvier 1882 il est pris d'hémoptysies répétées qui ne se sont pas reproduites plus tard.

Je constate chez ce malade : à la percusion, de la matité au sommet du poumon gauche, en avant et en arrière, et de la submatité au sommet du poumon droit; à l'auscultation, du gargouillement et un souffle caverneux au-dessous de la clavicule gauche, bruits qui s'entendent aussi, mais moins nettement, dans la fosse sus-épineuse. A droite la diminution du murmure vésiculaire est très accentuée.

M. M*** tousse très peu ; ses crachats ont une teinte blanc-verdâtre, et sont aussi visqueux que des crachats de pneumonie franche. Il émet dans les vingt-quatre heures trois litres d'urine contenant chacun 63 grammes 50 centigrammes de glycose.

Le spiromètre indique chez lui une capacité respiratoire égale à 2,810 centimètres cubes, c'est-à-dire inférieure de plus d'un tiers à la capacité normale, car elle devrait être de 3,850 centimètres cubes, M. M*** ayant 1m 72 de hauteur. — Le 28 juillet la capacité respiratoire équivaut à 2,890 centimètres cubes, et le 7 août à 2,930 centimètres cubes. Ainsi dans les neuf premiers jours elle augmente de 80 centimètres cubes et dans les neuf derniers de 40 centimètres cubes ; en 18 jours, de 120 centimètres cubes.

C'est la seule amélioration que j'ai pu constater chez M. l'abbé M*** à son départ du Mont-Dore.

Observation III. — M. C***, 18 ans, est envoyé au Mont-Dore le 1er août 1882 pour une tuberculose pulmonaire qui paraît avoir débuté l'hiver précédent. — La percussion fait reconnaître chez lui une submatité très nette au sommet du poumon gauche, et l'auscultation, une respiration rude accompagnée de craquements humides, principalement en avant. A droite le murmure vésiculaire est très faible, la respiration saccadée, l'expiration prolongée.

M. C*** a le thorax déformé et tellement rétréci que malgré l'état peu avancé des lésions pulmonaires, sa capacité respiratoire n'est que de 1,900 centimètres cubes, au lieu d'être représentée par 4,100 centimètres cubes, chiffre indiqué par Hutchinson pour la taille de 1m 76. Sous l'influence du traitement du Mont-Dore, M. C*** se sent rapidement amélioré : son appétit se développe, ses forces reviennent et la capacité respiratoire mesurée le 21 août est trouvée équivalente à 2,110 centimètres cubes. Elle a donc augmenté de 210 centimètres cubes, c'est-à-dire de 1/9. En même temps le murmure du côté droit a repris l'intensité normale.

Observation IV. — François S***, de Clermont-Ferrand, domestique, âgé de 23 ans, entre à l'Hôpital thermal du Mont-Dore le 1er août. Né de parents tuberculeux, il est sujet chaque hiver à des bronchites. Depuis deux mois ses forces ont diminué, et il maigrit. Il ne tousse pas. La sonorité de la poitrine est normale : le bruit respiratoire est faible au sommet des poumons ; l'expiration est prolongée, mais sans saccades.

Capacité respiratoire le 1er août : 3,430 cent. c.
— le 14 août : 3,550 cent. c.

En 14 jours, la capacité a augmenté de 120 centimètres cubes, et le bruit respiratoire est devenu plus intense.

Observation V. — Antoine T***, de Vollore (Puy-de-Dôme), âgé de 27 ans, est envoyé à l'Hôpital thermal du Mont-Dore le 1er août. Il est atteint de tuberculose au deuxième degré du côté gauche. La maladie remonte à 18 mois.

Sa capacité respir. est le 2 août de 3,050 cent. c.
— le 14 — de 3,155 cent. c.

Elle s'est accrue de 105 centimètres cubes.

Observation VI. — Jean D***, des environs de Limoges, cultivateur, âgé de 30 ans, a eu plusieurs hémoptysies. La respiration est rude aux deux sommets; l'expiration est prolongée et saccadée.

Sa capacité respiratoire mesurée le 1er août, à son entrée à l'Hôpital du Mont-Dore, est de 3,583 centimètres cubes. Le 14 août elle est de 3,640 centimètres cubes, elle a donc augmenté de 57 centimètres cubes.

Observation VII. — François M***, de Château-sur-Cher (Puy-de-Dôme), maçon, âgé de 30 ans, a eu dans sa jeunesse plusieurs accès de rhumatisme articulaire aigu. Devenu tuberculeux en 1880, il a depuis des hémoptysies très fréquentes et très abondantes, mais les lésions pulmonaires sont peu avancées: elle ne se trahissent que par la rudesse de la respiration au sommet du poumon gauche et par une expiration prolongée et saccadée. Le murmure vésiculaire se fait entendre très faiblement à droite. Entré à l'Hôpital du Mont-Dore le 31 juillet 1882. Sa capacité vitale, mesurée le lendemain, est représentée par 3,750 centimètres cubes ; le 14 août elle équivaut à 3,880 centimètres cubes.

Cette augmentation de 130 centimètres cubes dans la capacité respiratoire se traduit chez le malade par une augmentation dans l'intensité du murmure vésiculaire du côté droit. Les forces et l'appétit se sont accrus pendant la durée du traitement.

Observation VIII. — Mathieu C***, tisserand, de Roanne (Loire), âgé de 45 ans, est envoyé à l'Hôpital du Mont-Dore le 1er août 1883. Tuberculeux depuis un an, il présente, à l'auscultation, des craquements humides au sommet des deux poumons, et à la percussion une submatité très nette. Sa capacité respiratoire est de 3,015 centimètres cubes, au lieu de 3,880 qu'impliquerait, d'après Hutchinson, sa taille de 1m 71.

Le 14 août sa capacité est de 3,125 centimètres cubes, ce qui représente un accroissement de 110 centimètres cubes.

A son départ, C***, se trouve très amélioré; l'anorexie a disparu, les sueurs nocturnes ont diminué ainsi que l'expectoration.

Observation IX. — Mme M***, de Clermont-Ferrand, sans profession, âgée de 46 ans, vient à l'Hôpital du Mont-Dore le 14 août. La malade a eu une hémoptysie trois semaines auparavant. Elle tousse peu mais se plaint d'une expectoration très abondante. L'auscultation fait reconnaître un grand nombre de râles muqueux dans toute l'étendue de la poitrine. Le murmure vésiculaire se fait entendre faiblement aux deux sommets; l'expiration est prolongée et saccadée au sommet droit.

La capacité respiratoire mesurée le 16 août est de 1,940 centimètres cubes; le 23 août de 2,050 centimètres cubes, le 31 août de 2,155 centimètres cubes. Elle a donc gagné dans les huit premiers jours du traitement, 110 centimètres cubes, dans les huit derniers 105 centimètres cubes, en tout 215 centimètres cubes.

L'expectoration était presque insignifiante au moment du départ de Mme M***, les râles avaient à peu près disparu, et le murmure vésiculaire était devenu plus intense dans la partie supérieure des poumons.

Observation X. — Marie Sab..., de Clermont-Ferrand, domestique, âgée de 21 ans, entrée à l'Hôpital du Mont-Dore le 1er août, est atteinte de tuberculose pulmonaire depuis deux ans. La partie supérieure de la poitrine est peu sonore à la percussion, principalement à droite. De ce côté, l'auscultation révèle des craquements humides, plus nombreux en avant qu'en arrière; sous la clavicule gauche l'oreille perçoit quelques craquements secs.

La capacité respiratoire, mesurée le 3 août équivaut à 3,075 centimètres cubes; le 11 août à

3,145 centimètres cubes ; le 18 août à 3,200 centimètres cubes. C'est une plus-value de 125 centimètres cubes.

Observation XI. — Emmanuel D***, de Saint-Maurice (Puy-de-Dôme), maçon, âgé de 21 ans, est admis à l'Hôpital du Mont-Dore, le 31 juillet 1882. Depuis deux ans il s'enrhume très facilement, et depuis quelques mois il a perdu son embonpoint, l'appétit, et une partie de ses forces. — Il a fréquemment des sueurs nocturnes. Il n'a jamais eu d'hémoptysie. La sonorité à la percussion au-dessous de la clavicule, et des deux côtés, paraît diminuée ; le murmure vésiculaire s'entend faiblement, principalement à droite. Pas de respiration rude, ni saccadée, pas d'expiration prolongée.

Sa capacité respiratoire atteint seulement 2,675 centimètres cubes, c'est-à-dire qu'elle est inférieure d'un tiers au chiffre normal qui, pour une taille de 1m 67, comme celle de D***, est d'environ 3,550 centimètres cubes. Cet abaissement dans la puissance respiratoire, fait supposer chez ce malade le début où du moins l'imminence de la tuberculose.

Après 14 jours de traitement, la capacité vitale a augmenté de 104 centimètres cubes, car elle atteint 2,779 centimètres cubes.

Observation XII. — Joseph L***, de Clermont-Ferrand, 32 ans, est envoyé à l'Hôpital du Mont-

Dore le 15 août 1882. — Chez ce malade on constate, à la percussion de la submatité sous la clavicule, et dans les fosses sus-épineuses et sus-épineuses gauches, l'auscultation révèle des craquements sus à ce niveau. Le poumon droit ne présente aucun signe stéthoscopique anormal.

Le 16 août, la capacité thoracique de L*** est de 3,625 centimètres cubes.

Le 31 août elle est de 3,740 centimètres cubes; elle a par conséquent gagné 115 centimètres cubes.

Les six observations qui suivent ont été relevées sur des malades affectés de bronchite chronique.

Observation XIII. — Mme D***, de Paris, qui appartient à une famille de tuberculeux, n'avait jamais été malade, quand elle fut atteinte au mois de juin 1882 d'une pleurésie du côté gauche. A peine rétablie, son médecin me l'adresse pour lui faire suivre un traitement thermal. En route, elle rend plusieurs crachats fortement teintés de sang. L'hémoptysie s'arrête quelques heures après l'arrivée au Mont-Dore.

Examen. — A la percussion, du côté gauche de la poitrine, légère submatité sous la clavicule, submatité très-nette à la base. La sonorité du poumon droit est normale. — A l'auscultation je constate des bruits de frottement à la base du poumon gauche, et, du même côté, des râles sous-crépitants en un point au niveau de l'épine de l'omoplate, avec une diminution assez sensible du murmure vésiculaire.

La capacité vitale de Mme D***, mesurée après deux jours de traitement, est de 2,250 centimètres cubes, et 18 jours plus tard de 2,390 centimètres cubes ; elle s'est élevée de 140 centimètres cubes.

L'hémoptysie ne s'est pas reproduite. Au jour du départ de Mme D***, le murmure vésiculaire se faisait bien entendre au sommet du poumon gauche, il n'y existait plus de râles, mais seulement quelques frottements à la base qui conservait une très légère submatité.

Observation XIV. — M. M***, âgé de 60 ans, issu de parents goutteux, est atteint depuis cinq ans de catarrhe pulmonaire. Il se présente à ma consultation le 6 juillet 1882 : il se plaint d'une expectoration extrêmement abondante, de dyspnée quand il accélère la marche, et de sa susceptibilité aux bronchites aigues à la suite du moindre refroidissement. Je trouve à l'examen de sa poitrine une voussure de la partie supérieure, du tympanisme sous-claviculaire, des râles muqueux, nombreux et gros, principalement à la base. Sous l'aisselle, du côté gauche, je découvre un point où s'entendent à chaque inspiration des râles sous-crépitants. Rien au cœur.

Le 8 juillet la capacité pulmonaire de M. M*** est de 3,250 centimètres cubes. Le 26 juillet elle atteint le chiffre de 3,460 centimètres cubes. C'est, en 18 jours, une augmentation de 210 centimètres cubes.

L'état de M. M*** à son départ du Mont-Dore est très-amélioré : l'expectoration a diminué, les râles sous-crépitants au niveau de l'aisselle ont complétement disparu, et les râles muqueux disséminés dans la poitrine sont rares.

Observation XV. — M. T***, de l'Allier, âgé de 50 ans, est envoyé au Mont-Dore en 1882 pour une bronchite chronique datant de plusieurs années. Il a fait aux eaux de Royat deux saisons dont il n'a rapporté aucun soulagement. Il présente au sommet des poumons les signes de l'emphysème, des râles sibilants dans les deux tiers supérieurs de la poitrine, principalement du côté gauche, et un grand nombre de râles muqueux fins à la base. L'expectoration est considérable.

La capacité respiratoire de M. T***, mesurée le 19 juillet, est de 3,320 centimètres cubes; 21 jours après elle est de 3,500 centimètres cubes ; elle s'est accrue par conséquent de 180 centimètres cubes. Les demi-bains ont amené pendant le traitement le retour d'un flux hémorrhoïdal depuis longtemps supprimé, et c'est à cela que le malade attribue l'amélioration qu'il éprouve. Effectivement l'expectoration est moindre, les râles muqueux fins de la base des poumons, et les râles sibilants des lobes supérieurs ont fait place à quelques râles muqueux de moyenne intensité.

Observation XVI. — V***, de Tauves (Puy-de-Dôme), entre à l'Hôpital thermal du Mont-Dore le 1er août 1882. Il est atteint de bronchite chronique et d'emphysème. Sa capacité pulmonaire est de 2,500 centimètres cubes ; le 14 août elle est de 2,555 centimètres cubes ; c'est une plus-value de 55 centimètres cubes.

Observation XVII. — Jean T***, de Thizy (Rhône), est envoyé à l'Hôpital du Mont-Dore le 14 août 1882, pour y soigner un catarrhe pulmonaire datant de 3 ans. Sa capacité vitale qui était de 3,575 centimètres cubes le second jour du traitement est de 3,635 centimètres cubes le quinzième jour. L'augmentation est de 60 centimètres cubes.

Observation XVIII. — Julien B***, de Besançon, manœuvre, âgé de 42 ans, admis à l'Hôpital du Mont-Dore le 1er août 1882 pour une bronchite datant de trois mois, présente des râles sous-crépitants à la base du poumon gauche, et des rhonchus dans tout le poumon droit. Très peu d'expectoration. Sa capacité pulmonaire est de 3,420 centimètres cubes au début de sa cure. Le 15 août elle atteint le chiffre de 3,520 centimètres cubes. A cette époque, les râles sous-crépitants du poumon gauche n'existent plus; mais la respiration a conservé en ce point une certaine rudesse.

Observation XIX. — Gabriel D***, de Lyon, âgé de 25 ans, a eu, au mois de mars 1882, un accès d'asthme qui ne s'est pas renouvelé. Mais il est amené au Mont-Dore par un catarrhe pulmonaire intense. Le 2 août sa capacité vitale est représentée par 3,410 centimètres cubes, et le 15 août par 3,455. L'augmentation n'est que de 45 centimètres cubes; cependant D*** se trouve notablement amélioré : il crache beaucoup moins, et l'auscultation révèle dans sa poitrine moins de rhonchus qu'à son arrivée au Mont-Dore.

On peut de ces observations tirer les conclusions suivantes :

1° Chez les malades atteints de tuberculose pulmonaire ou de bronchite chronique, traités au Mont-Dore, la capacité respiratoire augmente.

2° Cette augmentation est plus marquée chez les tuberculeux.

3° Cette augmentation est progressive (Observation II, X).

Mais à quoi est-elle due? quel en a été le mécanisme? C'est dans l'influence de l'altitude qu'il faut en chercher la principale explication. Le Mont-Dore est en effet bâti à 1,052 mètres au-dessus du niveau de la mer : c'est, après Barèges, la station thermale la plus élevée de France.

Chez un sujet qui se trouve rapidement transporté d'un climat de plaine à un climat d'altitude comme celui-ci, la diminution de la pression atmosphérique produit dans la respiration deux changements importants : ce sont une fréquence et une amplitude plus grandes. La raison s'en trouve dans la nécessité pour l'organisme d'apporter une compensation suffisante à la moindre densité de l'air. Les besoins de l'hématose sont restés les mêmes, l'air est raréfié ; c'est par l'accélération des mouvements respiratoires et l'augmentation de l'ampliation pulmonaire que va se combler le déficit.

Après quelques jours d'habitation dans les hauteurs, les mouvements respiratoires perdent leur fréquence et reviennent au chiffre normal (Théodore Williams) (1). Leur profondeur va seule désormais suppléer à la désoxygénation de l'air. Pour cela, dit M. le professeur Jaccoud (2), « elle met en jeu certaines régions du poumon qué

(1) Dujardin-Beaumetz. *Leçons de clinique thérapeutique.* 2me série, page 539.

(2) Jaccoud. *Curabilité et traitement de la phtisie pulmonaire.* Page 353.

j'ai appelées paresseuses, parce que dans les conditions ordinaires, elles ne prennent qu'une très-faible part à l'expansion inspiratoire; ces régions sont les parties supérieurs des organes. »

« Cette participation plus complète du poumon à l'acte inspiratoire implique nécessairement, ajoute M. Jaccoud, une augmentation d'action des forces musculaires qui président à l'ampliation du thorax. » Cette gymnastique « méthodique, inconsciente, régulière et constante » ne peut que développer la mobilité des parois thoraciques. Hutchinson attribuait à cette mobilité une très grande influence sur l'élévation de la capacité vitale.

A l'ampliation plus considérable du thorax, on peut ajouter, je crois, une autre cause d'agrandissement du champ de la respiration, c'est la disparition plus ou moins complète, suivant les sujets, de la congestion des voies respiratoires.

Et, en cela, l'altitude n'est pas le seul agent. Les pratiques externes de la médication thermale du Mont-Dore n'ont, pour ainsi dire, pas d'autre objectif.

La diminution de pression atmosphérique détermine un appel constant du sang à la peau qui devient plus colorée. L'afflux du sang à la périphérie décongestionne les viscères, et en particulier le poumon, ce qui explique la rareté des hémoptysies dans les climats d'altitude. Le calibre des voies respiratoires augmente par la disparition du gonflement inflammatoire, en même temps que les vésicules se déplissent plus facilement et deviennent plus perméables à l'air. La perception plus nette du murmure vésiculaire, la disparition des râles, et la respiration devenue plus moelleuse ne témoignent-elles pas de ces résultats ?

La médication en usage au Mont-Dore concourt au même but : c'est à une dérivation puissante vers la peau que tendent les demi-bains à haute température (43° centigrades), connus sous le nom de bains du Pavillon. Pris à l'émergence de la source, dans une eau courante où de nombreuses bulles de gaz acide carbonique viennent incessamment éclater à la surface, ces bains possèdent au plus haut degré, par leur thermalité, par leur électricité qui a été constatée par Scoutteten, par leur état naissant, leur constitution chimique et leur mélange avec des gaz, une propriété révulsive.

Telle est aussi l'action des bains de pieds que les malades prennent tous les soirs au Mont-Dore.

Tuberculeux, asthmatiques et bronchitiques, sont soumis chaque matin, pendant leur traitement dans notre station, à un séjour d'une demi-heure à une heure, dans des salles d'inhalation où est envoyée de la vapeur d'eau minérale qui se condense en brouillard et forme avec l'air un mélange dont la température varie de 28° à 30° centigrades.

Je ne parlerai pas de l'appoint que l'absorption de cette vapeur arsenicale, par la surface respiratoire, apporte à l'action de l'eau minérale prise en boisson ; à considérer seulement ces inhalations comme un bain de poumons, ne sont-elles pas pour eux un agent de décongestion ?

Mais dans l'augmentation de la capacité respiratoire elles jouent encore un autre rôle. Elles calment le spasme des bronches, et facilitent l'expectoration des mucosités qui obstruent les canaux bronchiques.

Les chiffres qui représentent dans nos observations l'accroissement de la capacité vitale me paraissent être au-dessous de la vérité. Nos malades ont tous été mesurés au spiromètre un ou plusieurs jours après leur arrivée au Mont-Dore : l'altitude, les eaux, avaient déjà fait sentir leur action modificatrice.

Même en élevant un peu les chiffres de nos observations, ils n'atteindraient pas ceux qui représentent l'augmentation de la capacité pulmonaire sous l'influence des bains d'air comprimé.

Von Vivenot (1) enseigne que chaque séjour de deux heures dans un bain d'air comprimé à 1 3/7 d'atmosphère accroît en moyenne de 20 à 30 centimètres cubes la capacité respiratoire. L'effet obtenu aux premières séances est même plus considérable.

Toutefois, M. le professeur Jaccoud préfère l'air raréfié à l'air comprimé. Il en établit la supériorité en faisant remarquer que « dans l'air raréfié, l'absorption respiratoire devient complète par le fait d'un travail actif des puissances musculaires », tandis que « dans l'air comprimé l'absorption inspiratoire accrue est la conséquence d'une pression augmentée sous laquelle les poumons, et les poumons seuls, cèdent passivement » (2).

Le fonctionnement plus parfait du poumon amène un élargissement de la poitrine ; ce fait a été constaté à Davos même sur les phtisiques qui sont alités et qui maigrissent, et à Barèges par le docteur Armieux sur les infirmiers de l'Hôpital militaire (3). Après 40 jours de résidence à

(1) Paul Bert. *La pression barométrique*. Page 437.

(2) Jaccoud. *Loco citato*. Page 354.

(3) Armieux. *Etudes médicales sur Barèges*. 2e édition, page 141.

Barèges, à 1,250 mètres au-dessus du niveau de la mer, la circonférence pectorale, prise horizontalement au niveau des mamelons, avait augmenté de 17 millimètres au repos, et de 12 millimètres dans la plus grande amplitude obtenue par une forte inspiration. Après 4 mois l'augmentation de la poitrine était de 2 cent. 05 dans l'amplitude, et de 3 cent. 39 au repos.

Je n'ai pas cherché à vérifier au Mont-Dore cet effet de l'altitude, parce que la plupart des malades n'y reste pas assez longtemps pour qu'il soit facilement appréciable.

Je crois avoir indiqué, au début de cet étude, l'importance de la conservation de la capacité pulmonaire à son chiffre normal, et démontré qu'au Mont-Dore, sous l'influence de l'altitude et des pratiques thermales, elle regagnait une partie de ce que lui faisaient perdre certaines maladies. Les résultats obtenus permettent de présumer que le Mont-Dore ne serait pas d'une efficacité inférieure à celle de la station de Davos, si les malades faisaient en Auvergne une cure aussi longue qu'en Suisse. « Ici, écrit le docteur Unger, dans une communication qu'il a eu la bienveillance de m'adresser, l'augmentation de la capacité vitale est naturellement dépendante de l'état pathologique des personnes qui y sont soignées. Les prophylactiques ont les meilleurs résultats. Les malades atteints de catarrhe acquièrent presque toujours la hauteur normale de la capacité pulmonaire. — S'il s'agit d'infiltrations déjà étendues et persistantes depuis plusieurs mois ou plusieurs années, l'augmentation de la capacité est naturellement beaucoup moindre ; je ne l'ai jamais vue revenir à la hauteur normale, mais j'ai souvent observé une augmentation considérable. — Si la maladie pulmonaire a progressé jusqu'à la formation d'excavations, je n'ai jamais trouvé d'augmentation de la capacité vitale. »

On a répété bien souvent que le changement d'air était un mode d'action des cures thermales. Rien n'est plus vrai pour le Mont-Dore. Le malade y respire non seulement plus qu'ailleurs, mais encore mieux qu'ailleurs, car d'après M. Gréhant, l'amplitude augmentée des mouvements respiratoires distribue l'air d'une façon plus utile dans les voies aériennes et renouvelle plus complètement que des inspirations moins profondes et plus fréquentes, ce résidu atmosphérique que n'expulse même pas une expiration forcée (1).

Ajouterai-je que la température fraîche de nos montagnes favorise l'endosmose de l'oxygène ? (2).

---

(1) Paul Bert. *La pression barométrique*. Page 1106.

(2) Mathieu et Urbain.

Considérer l'augmentation de la capacité respiratoire vitale comme le résultat principal du traitement au Mont-Dore serait une exagération que je repousse. Mais si l'activité que nos eaux alcalines arsénicales impriment à la nutrition, si leur puissance modératrice des sécrétions et des spasmes ont une importance supérieure, on aurait tort de ne pas tenir compte de cet apport à la régénération constitutionnelle et d'oublier l'adage : *Aer pabulum vitœ.*

Cusset près Vichy. — Imp. J. Arloing et Bouchet, place de l'Hôtel-Dieu.

CUSSET PRÈS VICHY

IMPRIMERIE J. ARLOING & M. BOUCHET

Place de l'Hôtel-Dieu.

www.ingramcontent.com/pod-product-compliance
Ingram Content Group UK Ltd.
Pitfield, Milton Keynes, MK11 3LW, UK
UKHW020516230726
13925UKWH00005B/2177